AF310498

Kunckel.

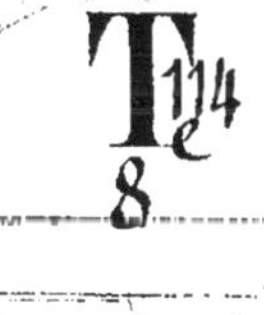
T 114
8

Te 114
8

T 2660.
40. D.J.

PRÉPARATIONS

DU

DOCTEUR KUNCKEL,

AUTORISÉES.

CONSULTATIONS DE NEUF A ONZE HEURES DU MATIN,
ET DE UNE A TROIS HEURES DU SOIR.

—

A PARIS, RUE DE BELLEFONDS, Nos 14 ET 16,
FAUBOURG-MONTMARTRE.

Prix des Préparations :

Le Pot de Pommade.................... 8 fr.
La Bouteille de Sirop.................. 12
Le Paquet de Poudre.................. 2

**On traitera par correspondance, les lettres non affranchies
ne seront pas reçues.**

—

1852.

DÉPÔTS.

MM. Lallemant, Pharmacien à Metz, département de la Moselle, place Croix-outre-Moselle.

Jacquet, Pharmacien à Blois.

Cassan fils, Pharmacien, rue d'Arche, à Mézières, département des Ardennes.

Mathieu, Pharmacien, place Carlisle, à Nancy.

L'Hermite, Pharmacien, à Château-Thierry.

Clarot, Pharmacien, à Guise.

Lacroix, Pharmacien, à Mâcon, département de Saône-et-Loire.

Fournier, Pharmacien, à Saint-Germain-en-Laye.

Valois, Pharmacien, à Vezoul.

Valesque, Pharmacien, à Cette.

Daumas, Herboriste, avenue de Neuilly, Nᵒ 30, à Neuilly-sur-Seine.

Monnoyer, rue Saint-Dominique, Nᵒ 1, au Mans.

ÉTRANGER.

Dolfus, rue de l'Adelberg, Nᵒ 522, à Basle, Suisse.

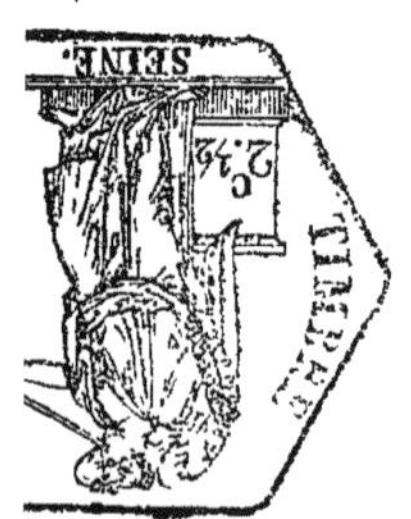

NOTICE

SUR L'ACTION

DES PRÉPARATIONS KUNCKEL,

DANS

LES MALADIES DE LA PEAU.

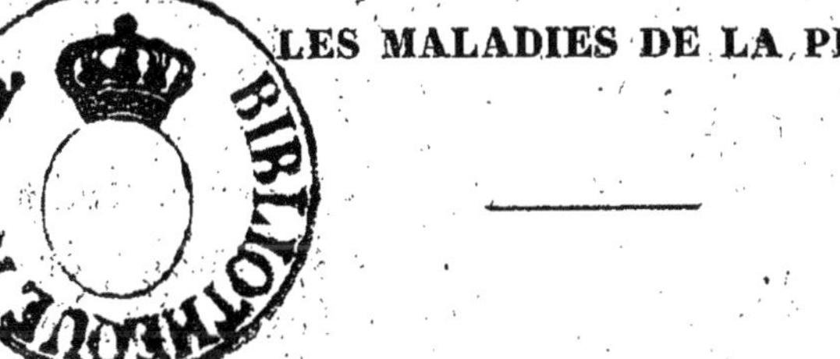
BIBLIOTHÈQUE ROYALE

———

Les maladies cutanées sont au nombre de celles qui jusqu'à présent ont constamment défié les efforts de la médecine. Mille moyens ont été tour à tour préconisés contre elles, mais tous n'ont été consacrés qu'à un seul but, faire disparaître l'apparence du mal. On a traité la maladie où elle était visible, sans s'inquiéter où en étaient les racines.

Cependant si l'on considère les relations intimes qui existent entre la peau et les organes respiratoires et digestifs, peut-on croire que ces appareils ne participent pas souvent à l'affection visible ? Peut-on croire, qu'une dartre, par exemple, qui recouvre presque toute la superficie du corps, ne soit incommode que par son hideux aspect. Mais le malade le sent, les douleurs internes, l'inappétence, la faiblesse, les insomnies, l'avertissent trop bien que son mal n'est pas seulement une affection locale.

On peut établir en fait, que lorsqu'une éruption apparaît à l'extérieur, elle est presque toujours une dérivation causée par la nature pour sauver un organe important, et que c'est ordinairement une portion du tube digestif qui souffre. Sans doute l'appareil cutané externe a ses maladies qui lui sont propres, il ne saurait en être autrement et il s'agira un jour de savoir les distinguer ; en attendant, ayant une fois posé ce principe, comment faut-il s'y prendre pour combattre le mal d'une manière efficace ?

La première condition à remplir est sans contredit de favoriser l'éruption. Dès lors si un organe important se trouve affecté, il est clair que l'excitation extrême portée vers la peau, doit tendre à dégager l'organe et par cela seul à remplir le but que s'est proposé la nature.

Mais, dira-t-on, s'il suffit d'exciter la peau, un exutoire doit être un bon moyen. Je dirai à cela que la nature qui a produit une dartre, a probablement su ce qu'elle faisait. En d'autres termes, il fallait une action spéciale, et la nature a produit une dérivation spéciale. Cela est si vrai, qu'un vésicatoire appliqué à un dartreux, finit toujours par prendre les caractères de la maladie cutanée primitive, il devient lui-même dartre. Favorisez-donc l'action spéciale, si vous voulez remplir les conditions nécessaires à l'organisme.

Supposons ce premier but atteint. Le malade à coup sûr n'en tiendrait aucun compte, si l'on lui laissait avec une santé en réalité meilleure, tous les inconvéniens de l'aspect de son mal. La seconde condition est de guérir la peau; et qu'est-il besoin pour cela ? Traiter directement en s'opposant à ce qu'un organe important soit attaqué, et cela toujours en favorisant l'éruption. Car, tant que le mal interne subsistera, le mal externe tendra à se reproduire. Le traitement des maladies de la peau se réduit donc à ceci : guérir les organes internes malades et traiter en même temps la maladie externe devenue réellement locale.

Le traitement que j'emploie n'est point nouveau, puisqu'il y a quinze ans que je le mis pour la première fois en usage sous les auspices de M. Dufour, médecin par quartier de Louis XVIII, à qui je dois ici témoigner le vif sentimen de ma reconnaissance. Les premiers essais dépassèrent mes espérances, et depuis ce temps je n'ai point cessé d'amasser des preuves de l'efficacité de mes moyens. J'ai acquis la certitude, que dans la presque totalité des cas, j'obtenais une réussite complète et toujours une amélioration. Un grand nombre de praticiens partage aujourd'hui ma conviction.

Trois médicamens tendent au même but : deux agissent à l'intérieur, un à l'extérieur. Une poudre purgative et un sirop dépuratif; une pommade.

Je n'ai pas besoin d'entrer ici dans de longs détails sur l'action diverse de ces médicamens; il en est cependant que je ne puis éviter.

Les poudres en même temps qu'elles sont purgatives sont puissamment sudorifiques; aussi n'est-il pas rare de voir leur administration suivie de l'apparition d'éruptions là où il n'en existait pas auparavant et de l'extension de celles qui existaient.

Le sirop est également sudorifique ; en conséquence il favorise également l'apparition au dehors de la maladie cutanée.

Ils remplissent donc ma première condition.

A mesure que la maladie reflue vers l'extérieur, elle est traitée localement par la pommade, qui dégorge les tissus et empêche par là que le mal ne s'étende au delà des bornes; et il le fait si bien, qu'après une récrudescence apparente du mal, il efface sans laisser de traces ces mêmes éruptions qu'il avait semblé agrandir.

Lorsque les choses se passent de cette manière, on peut être certain d'une guérison rapide; mais il est d'autres maladies cutanées tellement constituées que l'éruption curative, si j'ose l'appeler ainsi, ne se produit que peu à peu, alors la guérison est plus lente, mais presqu'aussi certaine.

Les poudres se prennent au début du traitement, de la manière suivante : on fait infuser un paquet pendant trois heures dans une pinte d'eau bouillante; au bout de ce temps l'on filtre à travers un linge, ou l'on tire à clair; on divise en quatre doses que l'on prend soir et matin, en commençant le soir; de cette manière le paquet dure deux jours, et l'on fait immédiatement succéder au premier un second; ainsi au début du traitement, il y a quatre jours de purgation. On doit prendre la dose du soir trois heures au moins après le repas, et celle du matin, trois heures au moins avant de dé-

(5)

euner. On peut ensuite prendre ses repas à la manière habituelle.

Ces deux paquets finis, on prend le sirop à la dose
de trois cuillerées à bouche par jour dans autant de
verrées d'une tisanne appropriée. * La bouteille doit
durer douze jours, et quand elle est terminée, on a
de nouveau recours à un seul paquet de la poudre et
ainsi de suite, jusqu'à parfaite guérison. La première
cuillerée de sirop se prend le matin, deux heures
avant le déjeuner, la seconde vers le milieu du jour,
la troisième le soir en se couchant.

Pendant l'emploi des médicamens internes et dès
le début du traitement, on pansera les parties externes
malades avec la pommade étendue sur du linge ou
même de la charpie s'il existait des ulcères profonds.
Il faut à chaque pansement bassiner les parties malades avec de l'eau de son ou de l'eau de guimauve.

Le régime est simple. Une alimentation succulente,
et voilà tout. On doit seulement s'abstenir de laitage,
de salaisons, de légumes secs et de crudités.

Il est nécessaire de joindre ici quelques observations
générales.

Les femmes doivent, pendant leurs règles, suspendre
les poudres et revenir au sirop.

Si l'on a affaire à un enfant ou à une constitution
faible, on peut modifier le mode d'administration des
remèdes, mais sans rien changer à leurs élémens.

---

* Ordinairement le chiendent et la fleur de guimauve,
quelquefois la chicorée sauvage, souvent le houblon et
la douce-amère.

J'ajouterai encore un mot. L'expérience m'a démontré que mes préparations n'étaient pas sans avantage dans le traitement des maladies vénériennes et scrophuleuses. Les premières surtout lorsqu'elles sont devenues constitutionnelles.

Enfin la teigne, si fâcheuse pour l'enfance, ne résiste jamais à mes moyens. Je pourrai citer beaucoup d'exemples de guérison, mais les malades ne se souciant pas beaucoup d'être connus en pareil cas, j'en parlerai seulement comme d'un fait avéré.

A la suite de cette notice, je citerai comme preuves de ce que j'ai avancé, les témoignages de plusieurs des praticiens qui ont fait usage de mes préparations.

N° Ier.

Je pourrais donner ici les détails intéressans du traitement que j'ai administré à deux malades qui m'ont été adressés par MM. les Docteurs chargés des consultations de la société médico-philantropique séante à l'Hôtel-de-Ville ; mais je préfère insérer la lettre que j'ai reçue à ce sujet de M. le Secrétaire de cette société savante. Cette lettre, infiniment honorable pour moi, en dira plus que tout ce que je pourrais dire moi-même.

Le Secrétaire de la Société médico-philantropique
à M. Künckel.

MONSIEUR,

La Société me charge de vous remercier de l'offre que vous lui avez faite de nouveau d'administrer gratuitement vos préparations aux malades affectés de dartres qui vous seraient recommandés par MM. les Docteurs chargés de donner tous les jeudis des consultations à l'Hôtel-de-Ville.

Elle a appris avec le plus vif intérêt les succès que vous avez obtenus dans le traitement des sieurs B. et N., que vous avaient adressés MM. les Médecins chargés de nos consultations, et dont la maladie (*d'après la déclaration des sieurs B. et N.*) paraissait avoir résisté jusqu'alors aux divers traitemens qui leur avaient été conseillés.

Lorsque nous aurons occasion d'utiliser votre charité, nous la saisirons avec empressement.

J'ai l'honneur d'être, Monsieur,

Votre très-humble et très-obéissant
serviteur,

BOURGEOIS, D. M. P.

N° II.

BIBLIOTHÈQUE

ADMINISTRATION GÉNÉRALE DES HÔPITAUX,
HOSPICES CIVILS DE PARIS.
Hôpital Saint-Louis.

Je soussigné, médecin à l'hôpital Saint-Louis, certifie que

j'ai employé avec beaucoup de succès la pommade dite de Künckel, dans le traitement de plusieurs espèces de dartres et de quelques ulcères carcinomateux. Cette pommade, étendue sur une très-large surface, n'a jamais donné lieu à aucun accident. Elle mérite de fixer l'attention des praticiens.

Signé, JANIN DE SAINT-JUST.

Ce 1ᵉʳ octobre, 1829.

N°. III.

Je soussigné, médecin par quartier du Roi, médecin de l'hôpital royal des Quinze-Vingts, médecin des comités de bienfaisance du cinquième arrondissement, etc. etc., certifie avoir employé avec succès la pommade dite de *Künckel* dans plusieurs maladies du *systéme dermoïde*, telles que dartres d'une nature *squammeuse*, dartres *furfuracées*, dartres *crustacées*, accompagnées d'une couleur gris-verdâtre, et quelquefois de l'écoulement d'une humeur blanchâtre d'une fétidité insupportable, et d'écailles de sept à huit lignes de diamètre, ordinairement de forme ovale, minces, légèrement sillonnées en divers sens, d'une couleur blanchâtre, quelquefois superposées, au nombre de deux et trois, surtout lorsque les dartres ont eu leur siége à la face interne des cuisses. Ces affections du système dermoïde étaient souvent compliquées avec la diathèse scrofuleuse, et la plupart étant le résultat de maladies *syphilitiques* et *psoriques* qui ont été combattues en même temps par les remèdes intérieurs, analogues aux vices qui les avaient précédées, et par l'usage des tisanes dépuratives et purgatives de Künckel, conseillées aux malades.

En foi de quoi j'ai délivré le présent certificat pour servir et valoir ce que de raison.

A Paris, le 16 juillet 1819.

Signé, DUFOUR.

N° IV.

Je soussigné, docteur en médecine de la Faculté de Paris, directeur général de la société médico-philantropique, chevalier de l'ordre de la Légion-d'Honneur, atteste que j'ai

employé plusieurs fois, et avec succès, les préparations de
M. Künckel dans le traitement d'affections dartreuses qui
avaient résisté à l'action des remèdes ordinaires.

Paris, ce 16 janvier 1824.

Signé, FABRÉ-PALAPRAT *.

N° V.

J'ai plusieurs fois été appelé pour suivre les traitemens
anti-dartreux de M. le docteur Künckel; je puis affirmer,
que dans le plus grand nombre des cas, ils ont été suivis de
succès. L'efficacité de sa pommade, se fait toujours remar-
quer dans les dartres disposées à rendre de la sérosité. Souvent celles qui *sont sèches* coulent après l'emploi de ce to-
pique, cette excrétion est toujours d'un heureux présage.

M. D.... rue St-Denis, n. et son fils affectés depuis l'en-

---

* J'ai eu trop souvent l'occasion d'apprécier la noblesse des sentimens
de M. le Docteur FABRÉ-PALAPRAT, de rendre hommage à sa philan-
tropie et au zèle dont il est animé pour la propagation de toutes les dé-
couvertes qui peuvent être utiles à ses semblables : il est trop au-dessus
des préjugés, pour que je croie l'offenser en consignant ici l'annonce
d'une cure à laquelle j'attache la plus grande importance, celle de
Madame son Épouse, atteinte d'une maladie dartreuse qui lui occasionnait des souffrances intolérables et dont les progrès devenaient de jour en
jour plus alarmans.

Éclairé par le grand nombre d'observations qui lui sont propres et par
l'expérience qu'il a acquise sur l'action de mes préparations (*dont je me
plais à déclarer que je lui ai communiqué la composition*), M. Fabré-
Palaprat a cru devoir les administrer à Madame, et deux mois et demi ne
sont pas encore écoulés depuis que la malade a commencé le traitement,
qu'on n'aperçoit plus que des petits boutons épars sur les bras, et dont
le nombre disparaît chaque jour.

M. Fabré-Palaprat jugeant qu'il est prudent de continuer encore
quelque temps l'usage des mêmes moyens médicaux, quoique Madame
se considère comme guérie, elle s'est toutefois décidée à les employer
aussi long-temps que M. son Mari le jugera convenable, ce qui, dans tous
les cas, ne peut être qu'avantageux.

Ce 15 février 1825.

KÜNCKEL.

2.

fance, furent complètement guéris par un traitement de quelques mois.

Signé, DELEAU. D. M. P.
Médecin de l'hospice des orphelins,
pour le traitement des maladies
de l'oreille.

Paris, 30 octobre 1832.

N° VI.

Je soussigné, J. F, Hénault, ouvrier bijoutier, demeurant à Rouen, rue de la Thuile, certifie que, d'après les soins portés à ma fille, *Rose Hénault*, âgée de quatorze ans, qui avait été brûlée par le feu, depuis les jarrets jusqu'au-dessus des épaules et les deux côtés du corps, que M. Ay, chirurgien aide-major au deuxième régiment de la garde royale, s'est présenté chez moi le sixième jour de l'événement et a commencé ses traitemens avec la pommade anti-dartreuse de Künckel, dont le dépôt est chez M. Bottentuit le jeune, pharmacien, rue du Grand-Pont, à Rouen ; que le susdit sieur Ay a obtenu sa guérison parfaite en quinze jours, ce qui est de plus attesté par les signatures ci-après des personnes qui ont eu connaissance de cet événement.

A Rouen, le 15 novembre 1820.

Signé, AY, Chirurgien ; H ENAULT, DUCHESNE
FRANCONVILLE, BELL, COUTELIER,
DUPUIS, négociant, rue des Mars-
Saint-Ouen, n. 17, au coin de la rue
de la Perle.

Suivent les légalisations des signatures ci-dessus par les Commissaires et Maire de la ville de Rouen.

N° VII.

Je soussigné, docteur en chirurgie de la Faculté de médecine de Paris, membre de plusieurs sociétés savantes, etc. certifie avoir été témoin des bons effets obtenus par l'emploi des remèdes de M. Künckel dans les affections dartreuses. Je déclare en conséquence que ses différentes préparations méritent la plus grande attention des praticiens.

En foi de quoi j'ai délivré le présent pour servir et valoir ce que de droit.

Signé, SOUBERBIELLE ,
Rue d'Anjou St-Honoré, n. 13.

Paris, 23 mars 1823.

N° VIII.

Je soussigné, chevalier de l'ordre royal de la Légion-d'Honneur, docteur en médecine de la Faculté de Paris, médecin du bureau de charité du deuxième arrondissement, certifie avoir employé avec le plus grand succès les préparations de M. Künckel ; et parmi les cures nombreuses que j'ai obtenues, je citerai le cas remarquable du sieur Geoffroy, portier, rue St-Honoré, n. 285, dont les mains et les pieds étaient couverts de dartres vives et dégoûtantes, depuis plusieurs années, et dont la constitution était épuisée par la suppuration abondante qui en découlait continnellement. En moins de six semaines cet homme fut délivré de cette hideuse maladie, et maintenant qu'il s' est écoulé plus de huit mois depuis sa guérison, rien n'annonce qu'il soit menacé d'une rechute.

J'affirme de plus avoir vérifié le fait de la guérison d'un employé demeurant à Boulogne, près Paris, qui depuis plus de vingt ans avait réclamé infructueusement les soins des médecins les plus éclairés de la capitale, pour des dartres à un bras et à la tête, qui lui avaient détérioré entièrement sa constitution. Le traitement par les préparations Künckel fut si heureux, que ce malade a repris beaucoup d'embonpoint, et que sa guérison lui a permis de se débarrasser d'un cautère qu'il portait depuis l'origine de sa maladie.

Je me plais à reconnaître l'efficacité de cette nouvelle méthode de traitement des dartres, qui est très recommandable par son innocuité et ses bons effets.

En foi de quoi j'ai délivré le présent certificat.

Paris, 15 mars 823.

Signé, MARCHAND, *Médecin.*

N° IX.

Je soussigné, ancien médecin et chirurgien au Port-au
Prince, île St-Domingue, ex-médecin en chef du Gouver-
nement français et inspecteur général du service de santé
et des hôpitaux de ladite colonie, certifie que j'ai employé
et prescrit avec le plus grand succès les préparations de
M. Künckel dans le traitement d'affections dartreuses, les-
quelles méritent de fixer l'attention des praticiens.

Paris, ce 26 janvier 1824.

Signé, DELPEUX.

N° X.

Je soussigné, chirurgien et membre de la société de mé-
decine-pratique de Paris, etc., certifie que la dame *Boucher*,
demeurant rue de la Pépinière, n. 25, à Paris, s'est pré-
sentée chez moi, au mois de mars 1819, pour constater
l'état de maladie dans lequel elle avait la jambe droite ; elle
me fit le narré des causes qui avaient déterminé cette éruption, et qu'elle soupçonne avoir été causée par une immer-
sion accidentelle de tout le corps dans l'eau froide, un mois
après avoir été accouchée, et des traitemens qu'elle avait
subis pendant trois ans au moins, antérieurement à l'époque de son entrée au dispensaire, qui eut lieu le 22 septembre 1817. Elle me remit en même temps les bulletins
des différens traitemens qu'on lui fit subir.

Cette maladie, à cette époque, avait été désignée comme
ulcère dartreux.

On commença le traitement par l'usage des bains de
jambe, dans lesquels on ajoutait au véhicule six livres de
tan en poudre, trois livres de *vinaigre*, demi-livre de *car-
bonate de soude*. Ces bains ont été pendant un an répétés
deux fois par jour, et toujours administrés à froid ; à la sortie du bain, on lui faisait saupoudrer les plaies avec du *ca-
lomélas*, après avoir frictionné sa jambe avec une once de
pommade soufrée. A la même époque, elle faisait usage des
bains entiers de rivière, qu'elle a continués pendant six
semaines.

Le 28 septembre 1818, on lui fit appliquer sur toute la

jambe un cataplasme émollient; la malade fut mise à l'usage du vin anti-scorbutique : elle ne discontinua d'en prendre pendant au moins un an. On fit marcher de front un traitement anti-syphilitique ; on lui ordonna une tisane de bardane, de réglisse et de douce-amère , matin et soir ; elle prenait dans un verre de lait ou de tisane une cuillerée à bouche de liqueur de Vanswiéten , avec une addition de teinture thébaïque.

A peine la malade avait-elle commencé l'usage de la liqueur, qu'il se manifesta sur la pommette de la joue gauche une rougeur, qui, augmentant de plus en plus , détermina une inflammation tellement considérable, qu'on eut recours aux cataplasmes émolliens pour en arrêter les effets.

La tumeur acquit un volume extraordinaire ; la suppuration, qui se fit jour à travers la narine gauche , était si abondante, qu'elle mouillait six mouchoirs par jour, on lui fit faire des injections avec la liqueur Vanswiéten.

Tous les soirs , on lui faisait faire des frictions sur les ulcères de la jambe avec un gros d'onguent mercuriel. Ce traitement fut continué jusqu'au mois de mars 1819 , époque où la maladie ayant augmenté , et lui faisant éprouver des douleurs atroces, *madame Boucher* se présenta chez *M. Delaruelle*, pour constater l'état de sa maladie. M. Delaruelle , quoiqu'ayant l'intention de la traiter , ne voulut rien commencer avant d'avoir fait visiter la malade.

Je reconnus une plaie *ulcéro-dartreuse* , et que , par la nature de la suppuration, je jugeai être également de nature *scrofuleuse*. Cette plaie occupait toutes les surfaces antérieures et latérales de la jambe droite; il y avait au tiers supérieur et antérieur du tibia une périostose, avec inflammation, qui sécrétait une suppuration claire et blanchâtre. Tout autour de l'articulation du genou, il existait un foyer de suppuration qui se faisait jour à travers les ulcères ; d'autres fusées, vers la partie inférieure de la jambe (qui se trouvait très-gonflée) communiquaient avec d'autres ulcères; cette jambe très-enflammée, et dont les plaies étaient livides et jaunes, présentait, en général, un aspect effroyable.

La malade était dans un état de faiblesse et de maigreur extrêmes, dues à une diarrhée presque continuelle ; elle avait des spasmes qui se renouvelaient cinq à six fois par jour ; les forces étaient tellement affaiblies, que ne pouvant à peine articuler, elle était obligée d'avoir recours aux signes pour se faire comprendre.

Nous convînmes alors de la traiter conjointement, et de suivre les progrès de la maladie.

Le 18 mars, nous commençâmes par faire frotter avec l'huile d'amandes douces la jambe malade, sur laquelle était fixée une couche épaisse d'onguent mercuriel, due aux frictions réitérées de cette pommade qu'elle employait depuis un certain temps.

Nous lui fîmes faire usage sur-le-champ de la *Pommade Künckel,* étendue sur de la toile, que l'on changeait trois fois par jour. À l'emploi quotidien de cette pommade, nous joignîmes l'usage de la pommade Künckel, ainsi qu'il est indiqué au *Prospectus ;* nous suspendîmes tout traitement ordonné au dispensaire.

Dès le pansement du 21 mars, nous remarquâmes un changement notoire dans l'état des plaies ; elles s'étaient détergées, étaient devenues vermeilles, et la suppuration naturelle.

Le 25, le mieux se soutenait ; l'enflure de la pommette et la suppuration, qui était très-fétide et très-abondante, changèrent de nature et de quantité.

Le 29, la diarrhée, qui depuis long-temps existait, céda au tonique que nous lui administrâmes, consistant en vin de quinquina d'Espagne, qu'elle prenait tous les jours, à la dose d'un verre à liqueur, avant chaque repas. Tous les accidens diminuèrent sensiblement de jour en jour. La malade reprenait ses forces ; l'appétit, nul jusqu'alors, augmentait ; la couleur du teint se ranimait, et afin de déterminer plus promptement la disparition de l'enflure et de la suppuration de la pommette, nous lui appliquâmes, vers le commencement d'avril, un vésicatoire au bras gauche, dont nous obtînmes les plus heureux résultats.

Tous les quinze jours, pour tout traitement interne, la malade prenait une pinte de *tisane de Künckel*; les ulcères et l'enflure de la jambe diminuèrent journellement, et dans ce moment, la jambe, revenue à son état naturel, ne présente plus qu'une plaie légère, du diamètre d'une ligne. Cette personne, blanchisseuse de son état, souffrait horriblement : aucune position pour elle n'était supportable ; dans son lit même, elle éprouvait les douleurs les plus vives. Depuis quatre mois elle se tient debout et fait aujourd'hui les plus grandes courses sans éprouver les moindres douleurs.

Une observation non-moins intéressante à relater, est celle du sieur *Deroy*, marchand de vin, rue Traversière-Saint-Honoré. Ce particulier, âgé de plus de soixante ans, d'une forte complexion, d'un embonpoint presqu'excessif, avait deux plaies à la jambe. Une d'elles, du diamètre de quatre pouces au moins, était entièrement gangrénée, exhalait une odeur insupportable, et pour laquelle le médecin avait jugé la présence du chirurgien nécessaire. Le malade ayant été prévenu qu'une opération devenait indispensable, s'y refusa : le jour même, un de ses parens lui conseilla l'usage de la pommade de *Künckel*; il s'en servit le dimanche suivant, et le mercredi d'après, une des plaies était cicatrisée, et celle où était la gangrène était vermeille et rose ; l'escarre gangreneux avait disparu, le sommeil revenu, ainsi que l'appétit. Nous doutons que ce particulier employe même deux pots de pommade et plus de deux pintes de *tisane de Künckel*.

Signé, DEBALZ.

Paris, 1er octobre 1819.

N XI.

Je soussigné, docteur de la Faculté de Paris, certifie qu'ayant employé les préparations *Künckel*, j'ai complètement guéri d'affections dartreuses invétérées un fort du port au blé, la veuve Bayard, allumeur de cierges de St-Gervais, ainsi que la veuve Blanchon, limonadière quai des Célestins;

leur guérison avait échoué, et ce n'est qu'à l'emploi seul de ces préparations qu'est du e leur cure radicale.

En foi de quoi j'ai délivré le présent certificat, pour servir ce que de raison.

Signé, LAZARE.

Paris, ce 21 septembre 1819.

N°. XII.

J'e soussigné, D. E. M., certifie avoir eu occasion de suivre les effets de la *Pommade Künckel* dans son emploi pour les ulcères en général. J'ai vu la guérison de Madame Duroselle, opérée par l'usage de cette pommade, d'un ulcère au bras gauche qui avait résisté aux traitemens les mieux administrés, et qui, sans ce moyen, eût nécessité l'amputation du membre.

En foi de quoi j'ai délivré le présent.

Signé, BERNARD.

A Paris, ce 8 octobre 1819.

N°. XIII.

Je soussigné, capitaine d'artillerie, certifie que ma mère a fait usage des préparations Künckel avec un succès complet pour la guérison d'une plaie dartreuse considérable, qui lui couvrait les jambes. Vainement, depuis un an, avait-elle épuisé toutes les ressources de la médecine; dès l'instant que, sous la direction de M. le baron Alibert et avec les soins de M. le docteur Dufour, elle a eu recours aux préparations de M. Künckel, un mieux sensible s'est manifesté, et quelques mois après la guérison totale a été obtenue. Depuis lors (environ trois ans), aucune affection du même genre ne s'est déclarée de nouveau.

Je me fais un véritable plaisir de rendre ce témoignage en faveur de M. Künckel et pour lui servir en cas de besoin.

De BAUDREUIL,
Capitaine d'artillerie.

à l'Arsenal.

Paris, ce 6 février 1831.

N° XIV.

Je certifie que mon fils, âgé de six ans, ayant reçu, il y a deux ans, un coup violent à la jambe dans une chute, il en était résulté à cette jambe un gonflement si considérable, que sa grosseur égalait celle du corps de l'enfant, avec ramolissement et gonflement de l'os du tibia qui était devenu spongieux dans la partie moyenne; l'enflure de la jambe augmentant toujours, et occasionnant à l'enfant des douleurs affreuses toutes les fois qu'il cherchait à s'appuyer dessus, une incision fut faite par un chirurgien dans la partie moyenne de la jambe; il était résulté un ulcère produisant une suppuration abondante et fétide, accompagnée de la sortie fréquente de petites esquilles noires cariées. Après avoir suivi exactement différens traitemens, d'après les conseils des hommes de l'art, et n'ayant plus de remède que dans l'amputation, j'ai employé depuis trois mois les préparations Künckel : elles ont déterminé la sortie de deux esquilles, l'une de deux pouces, et l'autre de plus de trois; immédiatement après, la suppuration est devenue de bonne nature et la cicatrice s'est opérée parfaitement, au point que l'enfant, qui jouit présentement d'une bonne santé, marche et court parfaitement et peut se livrer à ses amusement ordinaires. En foi de quoi j'ai délivré le présent certificat.

Signé, E^{ie}. DAGUET,

Employé au garde-meuble de la Couronne,
à Saint-Cloud.

Bon pour légalisation de la signature de M. Daguet, employé au château de Saint-Cloud, où il demeure.

Signé, SILLY, *Maire.*

A St-Cloud, ce 8 août 1820.

N° XV.

Je soussigné, pharmacien major de l'hôpital militaire du Gros-Caillou, membre de la Légion-d'Honneur, certifie, qu'étant affecté depuis mon enfance de dartres vives qui me

couvraient tout le corps, j'ai fait usage pendant huit ans
sans interruption de tous les remèdes connus en médecine
et indiqués en pareil cas. Bien loin d'en éprouver une amélioration, au contraire, l'intensité de cette cruelle maladie
était telle, que la vie m'était devenue insupportable. Enfin
après avoir épuisé toutes les ressources de l'art, j'ai eu connaissance du traitement de cette maladie par M. Künckel;
et après avoir pris des informations auprès des personnes
qu'il avait guéries, je me suis décidé quoiqu'avec défiance
à faire usage de son traitement, qui consiste en poudre,
pommade et sirop dépuratif. Combien je regrette de ne pas
l'avoir employé plus tôt! Combien j'aurais évité de grandes
douleurs! Je suis aujourd'hui dans la situation la plus sa-
tisfaisante, bien que je ne sois pas encore entièrement guéri, retard dont je ne puis attribuer la cause qu'à mon âge
avancé de 65 ans.

Je déclare donc que je ne crois pas qu'on puisse employer
de remèdes plus avantageux pour combattre cette affreuse
maladie, et que c'est un service précieux à rendre à l'huma-
nité, en propageant ces moyens de guérison, qui, sous tous
les rapports, ne peuvent être nuisibles à la santé.

C'est pourquoi je saisis avec plaisir cette occasion de témoigner à M. Künckel, combien je lui ai d'obligations et
ma sincère reconnaissance.

Signé, CHARGRASSE.

Paris, ce 29 février 1832.

Nota. Depuis cette époque, M. Chargrasse est complètement guéri.

N° XVI.

Parmi les diverses observations que j'ai reçues relative-
ment à la guérison de maladies vénériennes invétérées,
(voyez p. 3, note) je crois devoir citer celle que M. le Docteur Brachet, praticien à Lyon, vient de m'envoyer, sous
la date du 23 novembre 1824. Je la transcris telle qu'elle se
trouve dans la lettre du Docteur Brachet, c'est-à-dire dans
toute sa simplicité.

Monsieur, je traite encore dans ce moment par vos préparations un malade, qui, lorsqu'il s'est présenté à moi, était affecté d'une dartre vénérienne qui lui couvrait tout le scrotum, et s'étendait jusqu'à l'anus, où il existait des excroissances qui jusqu'à présent ont résisté. Cette dartre, qui existait depuis sept à huit ans, avait été constamment harcelée par des remèdes que les médecins de notre pays croyaient être les plus efficaces. Ce malade a subi deux traitemens anti-vénériens, il a pris dix bouteilles de rob du sieur Boiveau-Laffecteur, il a également pris trente bouteilles d'un sirop qu'on lui disait être dépuratif; néanmoins la dartre a résisté à tout, si ce n'est à vos préparations, auxquelles elle a été forcée de céder.

Le malade qui fait le sujet de cette courte observation est âgé d'une quarantaine d'années. Lorsque je l'ai entrepris, il était maigre, pâle et extrêmement faible; sa dartre lui occasionnait une démangeaison bien plus insoutenable qu'une douleur aiguë; elle exhalait une humeur séreuse, fétide et corrosive : cette sérosité était tellement abondante qu'il est inouï la quantité de linge qu'il mouillait chaque jour. Ce malade aujourd'hui a déjà repris de la fraîcheur et de l'embonpoint; il est fort content de votre traitement qu'il continue; je lui ordonne des frictions avec la pommade sur les excroissances, et la continuation de vos remèdes qu'il prend d'autant plus volontiers qu'il s'en trouve bien.

N° XVII.

Je soussigné, Docteur en médecine de la Faculté de Paris certifie avoir employé avec un succès complet les préparations Künckel dans un grand nombre d'affections dartreuses récentes et invétérées qui avaient résisté à tous les moyens thérapeutiques usités en pareille circonstance.

En foi de quoi j'ai délivré le présent, pour servir et valoir ce que de droit.

Signé, TRIGER,
Rue du Faubourg Poissonnière, n° 74.

Paris, ce 10 juin 1826.

N° XVIII.

Monsieur et très-honoré confrère,

Vous m'avez demandé l'historique succinct de la maladie de madame la baronne de W... et de mademoiselle sa sœur. Voici, en peu de mots, la marche qu'ont suivie les accidens depuis l'invasion du mal : Issues de parens dartreux, ces dames ont été elles-mêmes affectées, dès leur bas-âge, d'un *herpes* qui a long-temps résisté à tous les remèdes appropriés. Enfin, sous l'influence d'une médication prescrite par un empyrique de Londres, l'affection cutanée a disparu subitement; mais bientôt des symptômes d'un autre genre sont survenus, et ont fait craindre une lésion des organes pulmonaires, que jusque-là rien n'avait pu faire pressentir.

Les moyens usités en pareille circonstance ayant été employés sans succès pendant plus d'un an, et le mal allant toujours croissant , les deux malades firent le voyage de Paris, et vinrent réclamer mes soins. D'après les renseignemens qu'elles me fournirent sur le début de la maladie, je crus devoir considérer l'affection pulmonaire, comme une suite naturelle de la disparution trop brusque de celle qui avait pendant si long-temps occupé l'appareil tégumentaire externe, et, en conséquence, votre traitement spécial fut mis en usage. Un mois s'était à peine écoulé que déjà un mieux sensible pouvait être remarqué; et, dans les deux mois qui suivirent, la cessation complète de tous les accidens fut obtenue.

Aujourd'hui, après cinq mois et plus de guérison, la santé n'a pas fléchi un seul instant. La force, l'embonpoint et la fraîcheur sont revenus ; et ces dames, qui n'ont plus que le souvenir de ce qu'elles ont souffert, ne peuvent trop se louer des moyens auxquels elles sont redevables d'un rétablissement qu'elles n'osaient plus espérer. Elles me chargent de vous en témoigner de nouveau toute leur reconnaissance, et c'est avec un bien vif plaisir, Monsieur, que je m'empresse de le faire, puisque j'y trouve une occasion de vous faire agréer l'assurance de la considération bien distinguée avec laquelle j'ai l'honneur d'être

Votre tout dévoué confrère,

COTTEREA

AVIS IMPORTANT.

Les Pots de Pommade ont une forme particulière, et sont marqués des lettres A K, en noir, cuites avec l'émail ; ils ont sur la couverture leur cachet en cire rouge, portant l'empreinte des mêmes lettres et le nom entier KUNCKEL, autour.

Les Bouteilles de Sirop portent le même cachet et ont, en outre, sur l'étiquette ma griffe en noir.

Les Paquets sont aussi empreints du cachet et de la griffe.

IMPRIMERIE DE AUGUSTE AUFFRAY,
Passage du Caire, n° 54.

www.ingramcontent.com/pod-product-compliance
Ingram Content Group UK Ltd.
Pitfield, Milton Keynes, MK11 3LW, UK
UKHW020148080726
13614UKWH00005B/2457